BEI GRIN MACHT SICH IHR WISSEN BEZAHLT

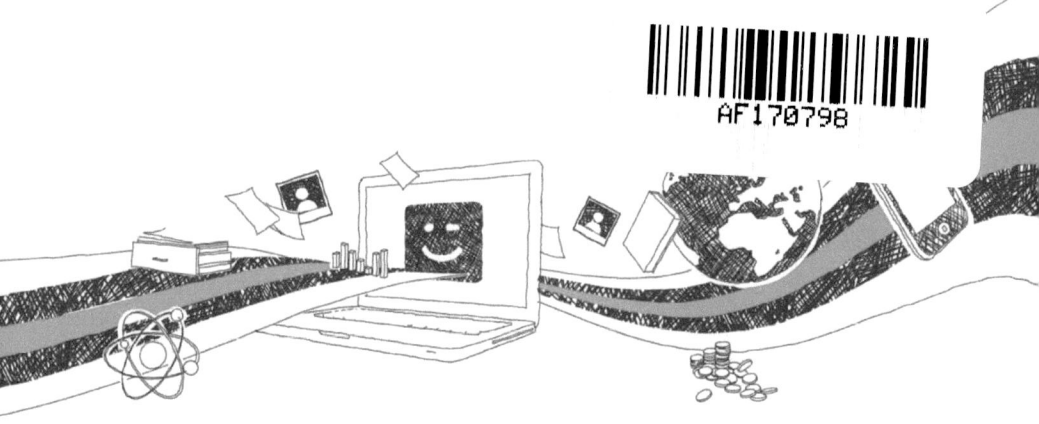

- Wir veröffentlichen Ihre Hausarbeit, Bachelor- und Masterarbeit

- Ihr eigenes eBook und Buch - weltweit in allen wichtigen Shops

- Verdienen Sie an jedem Verkauf

Jetzt bei www.GRIN.com hochladen und kostenlos publizieren

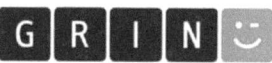

Bibliografische Information der Deutschen Nationalbibliothek:

Die Deutsche Bibliothek verzeichnet diese Publikation in der Deutschen National-bibliografie; detaillierte bibliografische Daten sind im Internet über http://dnb.d-nb.de/ abrufbar.

Dieses Werk sowie alle darin enthaltenen einzelnen Beiträge und Abbildungen sind urheberrechtlich geschützt. Jede Verwertung, die nicht ausdrücklich vom Urheberrechtsschutz zugelassen ist, bedarf der vorherigen Zustimmung des Verlages. Das gilt insbesondere für Vervielfältigungen, Bearbeitungen, Übersetzungen, Mikroverfilmungen, Auswertungen durch Datenbanken und für die Einspeicherung und Verarbeitung in elektronische Systeme. Alle Rechte, auch die des auszugsweisen Nachdrucks, der fotomechanischen Wiedergabe (einschließlich Mikrokopie) sowie der Auswertung durch Datenbanken oder ähnliche Einrichtungen, vorbehalten.

Impressum:

Copyright © 2015 GRIN Verlag, Open Publishing GmbH
Druck und Bindung: Books on Demand GmbH, Norderstedt Germany
ISBN: 978-3-668-11876-8

Dieses Buch bei GRIN:

http://www.grin.com/de/e-book/312593/demographie-alterung-und-gesundheit-auswirkungen-auf-das-management-von

Nicole Büning

Demographie, Alterung und Gesundheit. Auswirkungen auf das Management von Gesundheitsversorgung und Fitnesseinrichtungen

GRIN Verlag

GRIN - Your knowledge has value

Der GRIN Verlag publiziert seit 1998 wissenschaftliche Arbeiten von Studenten, Hochschullehrern und anderen Akademikern als eBook und gedrucktes Buch. Die Verlagswebsite www.grin.com ist die ideale Plattform zur Veröffentlichung von Hausarbeiten, Abschlussarbeiten, wissenschaftlichen Aufsätzen, Dissertationen und Fachbüchern.

Besuchen Sie uns im Internet:

http://www.grin.com/

http://www.facebook.com/grincom

http://www.twitter.com/grin_com

Universität Bielefeld

Fakultät für Gesundheitswissenschaften

Weiterbildendes Fernstudium

Angewandte Gesundheitswissenschaften (FAG)

2. studienbegleitende Prüfung

Schwerpunkt Gesundheitsmanagement

Hausarbeit zum Thema:
Demographie, Alterung und Gesundheit: Auswirkungen auf das Management in der Gesundheitsversorgung sowie in Fitnesseinrichtungen

Vorgelegt von: Nicole Büning

Minden, 30.10.2015

Inhaltsverzeichnis

Einleitung 1
1. Demographische Entwicklung 2
    1.1. Auswirkungen auf das Krankheitsspektrum 4
    1.2. Auswirkungen auf die Kosten im Gesundheitswesen 5
        1.2.1. Exogene und Endogene Faktoren 5
        1.2.2. Extensionsthese und Kompressionsthese 6
        1.2.3. Moral Hazard 6
2. **Aufbau des deutschen Gesundheitssystems** 7
    2.1. Klinisches Krankheitsmodell 7
    2.2. Sektorale Trennung der verschiedenen Versorgungsbereiche 7
3. **Erforderliche Änderungen im deutschen Gesundheitswesen** 8
    3.1. Definition Gesundheit 9
    3.2. Anforderungen an die Rehabilitation und Pflege 9
    3.3. Anforderungen an die kurative Medizin 10
    3.4. Anforderungen an die Prävention und die Gesundheitsförderung 11
        3.4.1. Salutogenesemodell nach Antonovsky 13
4. **Änderungen an das Management von Fitnesseinrichtungen am Beispiel von Gesundheitsangeboten für „Best Ager"** 14
    4.1. Auswirkungen von körperlicher Aktivität der Bevölkerung 14
    4.2. Veränderte Ausrichtung von Fitnesseinrichtungen 15
    4.3. Anforderungen an das Management von Fitnesseinrichtungen 15
Fazit 17
Abbildungsverzeichnis 19
Fachbegriffe 30
Literaturverzeichnis 31

Einleitung

In dieser Hausarbeit wird der demographische Wandel mit den daraus resultierenden Änderungen im Leben der deutschen Gesellschaft und in der Struktur des deutschen Gesundheitssystems behandelt. Dargestellt werden gesundheitserhaltende Maßnahmen im Rahmen der Prävention und Gesundheitsförderung mit dem Ziel: "Gesund älter werden", welches 2012 vom Bundesministerium für Gesundheit als nationales Gesundheitsziel formuliert wurde (vgl. Bundesministerium für Gesundheit 2012).

Die demographische Entwicklung gewinnt in der Öffentlichkeit immer mehr an Bedeutung, da die demographische Alterung und die "Schrumpfung" der deutschen Gesellschaft ein Umdenken und eine Umstrukturierung im deutschen Gesundheitswesen erforderlich machen. Um die Relevanz zu verdeutlichen und die Auswirkungen des demographischen Wandels zu erläutern, wird zunächst das Thema Demographie und die demographische Entwicklung behandelt und mit Zahlen belegt. Vor allem die Alterung der deutschen Gesellschaft verbunden mit der geänderten Lebensart führt zu einem veränderten Krankheitsspektrum, das tiefgreifende Änderungen im deutschen Gesundheitssystem fordert. Der Aufbau des Gesundheitssystems muss sich dem geänderten Krankheitsspektrum des 21. Jahrhunderts anpassen. Den daraus resultierenden Änderungen im Gesundheitswesen folgt dann der Richtungswechsel von der Krankheit zur Gesundheit, wobei das Thema Gesundheit klassisch wie auch subjektiv definiert wird.

Ausführlicher erläutert wird der Gesundheitsgedanke ausgehend von der New Public Health Perspektive mit dem Paradigmenwechsel zur gesellschaftlichen Gesundheitsförderung. Anschließend folgt die Erläuterung des Salutogenesemodells nach Antonovsky mit der Kernaussage, dass unsere innere Einstellung zum Leben einen starken Einfluss auf unsere Gesundheit hat.

Das größte Gut ist und bleibt die Gesundheit eines jeden Menschen. Gezielte Bewegung fördert die Gesundheit in jedem Alter, es gilt mehr körperliche Aktivität in die Lebensgewohnheiten zu integrieren. Dies ist individuell angepasst und gesundheitsfördernd in Fitnessanlagen der heutigen Zeit möglich. Die Generation "Best Ager" befindet sich in diesem Jahr auf dem 3. Platz der Fitnesstrends und das Spektrum der angebotenen Fitnessleistungen wird immer vielfältiger (vgl. DSSV, 2015). Die gesundheitspositiven Trainingseffekte können hier individuell für jeden Menschen erreicht werden, welches wiederum im Sinne der Prävention zu einem volkswirtschaftlichen

---

Aus Gründen der besseren Lesbarkeit wird auf die gleichzeitige Verwendung männlicher und weiblicher Sprachform verzichtet. Sämtliche Personenbezeichnungen gelten gleichwohl für beiderlei Geschlecht.

Nutzen führt, der die Kosten im Gesundheitssystem entlastet (vgl. Deutsche Hochschule für Prävention und Gesundheitsmanagement GmbH, 2014).

Grundsätzlich gilt es den Menschen positive Grundgedanken zu vermitteln und den demographischen Wandel als Herausforderung anzunehmen, mit der Zielsetzung gesund und glücklich zu altern. Jeder, der gesünder älter wird, kann die zusätzlichen Lebensjahre mit mehr Freude genießen, so wie Udo Jürgens (1934-2014, Komponist, Pianist und Sänger) es schon 1977 formulierte:

„Mit 66 Jahren, da fängt das Leben an!
Mit 66 Jahren, da hat man Spaß daran.
Mit 66 Jahren, da kommt man erst in Schuss!
Mit 66 ist noch lange nicht Schluss!"
(Jürgens 1977).

1. Demographische Entwicklung

In Deutschland wird seit Jahren die Bedeutung des demographischen Wandels betont, welcher weitreichende Auswirkungen auf unsere Wirtschaft, auf die ökonomische Entwicklung und auf unsere sozialstaatlichen Sicherungssysteme hat. Die Demographie befasst sich mit der Lehre der Bevölkerungsentwicklung und kann bezogen auf den Altersaufbau mit Hilfe der Bevölkerungsvorausberechnung quantifiziert werden. Die absehbaren Auswirkungen aus heutiger Sicht werden in den demographischen Entwicklungen aufgezeigt.

Mit dem Begriff des demographischen Wandels werden zwei Phänomene zusammengefasst, die Deutschland in den kommenden Jahren beschäftigen werden.

Zum einen spielt das „Schrumpfen" der deutschen Gesamtbevölkerung eine wesentliche Rolle. Ursache des „Schrumpfens" der Bevölkerung in Deutschland ist die seit Jahren konstant niedrige Geburtenrate von durchschnittlich 1.4 Kindern pro Frau. Laut Datenreport lag 2011 die zusammengefasste Geburtenziffer in Deutschland bei 1,36 Kindern und liegt somit unter dem Bestandserhaltungsniveau (Datenreport 2013, S.16ff). Um ein Bevölkerungsniveau halten zu können bedarf es rein rechnerisch einer Fertilitätsrate von 2,1 Kindern pro Frau. Somit wird deutlich, dass Deutschland nicht mehr aus sich heraus wachsen kann (s. Abbildung 1 im Anhang). Zum anderen kommt es zu einem deutlichen Anstieg der Lebenserwartung der Bevölkerung (s. Abbildung 2 im Anhang). Gründe dafür sind zum Beispiel die sich ständig verändernden Lebensbedingungen der Menschen, z.B. bessere hygienische Standards, ein deutlich verbessertes Gesundheitswesen, hohe medizinisch-technische Standards, ein vergleichsweise hoher materieller Wohlstand und nicht zuletzt ein deutlich gesundheitsbewussterer Lebensstil in fast allen Bevölkerungsschichten. Die durchschnittliche Lebenserwartung hat sich in den letzten Jahren fast verdoppelt. Lagen die Männer vor 100 Jahren noch bei einer durchschnittlichen Lebenserwartung von 46,4 Jahren und Frauen bei 52,5 Jahren, so hat ein heute geborener Junge eine durchschnittliche Lebenserwartung von 78 Jahren und ein heute geborenes Mädchen eine durchschnittliche Lebenserwartung von 83 Jahren. Durch die verlängerte Lebenserwartung und eine anhaltend geringe Fertilität steigt der Altersdurchschnitt der Bevölkerung allmählich an. Das Verhältnis zwischen dem Anteil der erwerbstätigen „jungen" Menschen und den nicht erwerbstätigen „alten" Menschen verschiebt sich ständig. Laut Datenreport 2013 waren Ende 2009 ca. 19 % der Bevölkerung unter 20 Jahre und die über 65-Jährigen machten etwa 21 % unserer Bevölkerung aus. Das bedeutet, dass ca. 61 % der Bevölkerung im erwerbsfähigen Alter waren und dementsprechend in unsere Sozialversicherungssysteme eingezahlt haben. Für das Jahr 2060 wird prognostiziert, dass nur noch ca. 16 % der Bevölkerung jünger als 20 Jahre sind; ein Drittel der Bevölkerung hat dann bereits das Rentenalter (über 65 Jahre) erreicht und nur noch ca. die Hälfte der Bevölkerung wird im erwerbsfähigen Alter sein (vgl. Datenreport 2013, S.21ff/ Lehr 2013, S.1f / s. Abbildung 3 im Anhang).

Eine unbekannte Variable im demografischen Wandel ist die Mobilität und Migration. Gerade die Wanderungsbewegungen haben einen deutlich zunehmenden Einfluss auf die Bevölkerungsanzahl. Die Migration wird zu einer Verjüngung der Gesellschaft führen, allerdings kann sie das Schrumpfen der deutschen Bevölkerung nur verlangsamen (vgl. Datenreport 2013, S.21ff / s. Abbildung 4 im Anhang).

Die Auswirkungen von sinkenden Geburtenzahlen, einer steigenden Lebenserwartung und nicht eindeutig festzulegenden Zahlen von Migranten werden an der Bevölkerungspyramide (s. Abbildung 5 im Anhang) besonders deutlich. Der Altersaufbau um 1900 (in grün eingezeichnet) gleicht noch der klassischen Pyramide, wobei die breite Basis den hohen Anteil der jungen Menschen verdeutlicht und die schmaler werdende Spitze nach oben den Anteil der älteren Menschen ausmacht. Dann folgt das Bild der "zerzausten Tanne" (1950), bei der deutlich die beiden Einkerbungen zu erkennen sind, die durch die beiden Weltkriege mit den hohen Todesraten verursacht wurden. Die Ausweitung der 40-Jährigen im Altersaufbau 2000 resultiert aus den geburtenstarken

Jahrgängen Mitte der 60er als sog. Baby-Boom, dem folgt der Geburtenknick/ Pillenknick (Ende der 60er Jahre) mit der abnehmenden Fertilitätsrate. Im Altersaufbau 2050 ist dann deutlich die Verschiebung mit dem zunehmenden Anteil der älteren Generation und dem deutlich abnehmenden Anteil der jungen Generation zu erkennen.

Die unterschiedlichen Szenarien in Abhängigkeit von der Anzahl der Zuwanderungen werden mit zwei Durchschnittsvarianten berechnet. Deutlich werden diese an der animierten Bevölkerungspyramide vom statistischen Bundesamt; der Link ist im Literaturverzeichnis im Anhang vermerkt. Die interaktive Anwendung der animierten Bevölkerungspyramide macht es möglich, die Veränderungen der Bevölkerungsstruktur zwischen 1950 bis 2060 nach Alter, Geschlecht, verschiedenen Fertilitätsraten und auch verschiedenen Annahmen zu den Wanderungssalden zu veranschaulichen. Differenzierungen entstehen nach den Geburtsjahrgängen und berechnet werden auch das Medianalter und der Altenquotient. Somit stellt der demographische Wandel eine große Herausforderung für die deutsche Gesellschaft dar. Einerseits bedeutet die Erhöhung des Lebensalters eine Herausforderung länger am gesellschaftlichen Leben teilzunehmen, anderseits erhöht sich das Risiko für Erkrankungen.

1.1. Auswirkungen auf das Krankheitsspektrum

Der demographische Wandel ändert nicht nur die deutsche Altersstruktur sondern auch das Krankheitsspektrum. Vor 100 Jahren gab es primär Infektionskrankheiten, welche durch die Umweltgesundheit (Verbesserung der hygienischen Bedingungen, sauberes Trinkwasser, sanitäre Einrichtungen) und durch die individualisierte Medizin (Entstehung von Krankenhäusern, Vorbeugung durch Impfungen und Heilung durch Antibiotika) individuell-somatisch geheilt werden konnten. Auch die Kinder- und Müttersterblichkeit nahm durch den medizinischen Fortschritt deutlich ab. Durch die veränderten Lebensbedingungen (westlicher Lebensstil, zu wenig Bewegung, hochkalorische Ernährung, Umweltbelastungen und Stress) und die demographische Alterung hat sich das Gesundheitsprofil geändert. Es gibt eine Zunahme an lebensstilbedingten chronischen Erkrankungen, teilweise mit hoher psychischer Komponente (vgl. Hurrelmann/ Laaser/ Razum 2012, S.17f). Zivilisationskrankheiten wie Herz-Kreislauf-Erkrankungen, Adipositas oder Diabetes-Typ 2 treten in den Vordergrund. Die aktuellen Zahlen des Statistischen Bundesamtes belegen, dass 40 % aller Sterbefälle auf Herz-Kreislauferkrankungen und ca. 25 % auf Krebserkrankungen zurückzuführen sind (vgl.

Destatis 2013; s. Abbildung 6 im Anhang). Daraus resultieren weitreichende Änderungen im Gesundheitswesen und der Versorgungsbedarf muss angepasst werden.

1.2. Auswirkungen auf die Kosten im Gesundheitswesen

Durch die demographische Alterung hat die Gesetzliche Krankenversicherung verminderte Beitragseinnahmen. Der Anteil der älteren Menschen im Rentenalter erhöht sich, welche aber einen, dem Rentenniveau angepassten, geminderten Beitrag einzahlen, und die Anzahl der gut verdienenden jungen Menschen verringert sich durch die abnehmende Geburtenrate. Laut Spiegel Online vom 03.06.2015 können bei den gesetzlich Krankenversicherten die Beitragssätze von derzeit 15.5 % auf bis zu 16,4 % im Jahr 2019 ansteigen, mit der Begründung, dass die Ausgaben der Krankenkassen die Einnahmen übersteigen. Die Zusatzbeiträge können bis zum Jahr 2019 um 1.4 % bis 1.8 % vom Bruttoarbeitslohn steigen (vgl. Spiegel online, 03.06.2015). Außerdem führt die demographische Alterung zu einem Anstieg der Nachfrage an Gesundheitsleistungen, da die Wahrscheinlichkeit von chronischen Krankheiten mit zunehmendem Altern ansteigt. Diese würden im weiteren Verlauf medizinische Interventionen einfordern. Die Ausgaben für Gesundheit hängen von der Bevölkerungszahl und der Altersstruktur ab, weil ältere Menschen mehr medizinische Leistungen benötigen als jüngere (Hajen/ Peatow/ Schumacher, 2011, S.37ff). In welchem Umfang es zu Kostensteigerungen kommt hängt von verschiedenen Faktoren ab.

1.2.1. Exogene und Endogene Faktoren

Die exogenen Faktoren sind jene, auf die wir keinen direkten Einfluss nehmen können, z.B. die gesamtwirtschaftlichen Rahmenbedingungen (u.a. Wirtschaftskraft oder Inflationsrate) und auch die Bevölkerungsstruktur (demographische Alterung, s. auch Kapitel 1). Des Weiteren gibt es die endogenen Faktoren, welche als systeminterne Faktoren zu beeinflussen sind. Hierunter fallen der medizinisch-technische Fortschritt, die Honorierungs- und Entgeldsysteme, das Inanspruchnahmeverhalten und die Defizite an den Schnittstellen. Besonders auf das Inanspruchnahmeverhalten (Moral Hazard) und die Defizite an den sektoralen Schnittstellen wird im Weiteren noch eingegangen.

Inwieweit sich die demographische Alterung auch auf die Kosten im Gesundheitssystem auswirkt zeigen die folgenden gegensätzlichen Thesen, welche verschiedene Sichtweisen auf die Kostenentwicklung beinhalten.

1.2.2. Extensionsthese und Kompressionsthese

Die Extensionsthese oder auch Medikalisierungsthese geht von einer überproportionalen Steigerung der Gesundheitskosten mit zunehmendem Altern und einem daraus resultierenden Anstieg der Gesundheitsausgaben aus. Die gegenteilige Entwicklung beschreibt die Kompressionsthese welche von einem Zugewinn gesunder Lebensjahre ausgeht, bedingt durch eine Verschiebung der Morbidität in die letzten Lebensjahre. Hier werden die Menschen in einem besseren Gesundheitszustand älter; die Kosten werden unabhängig vom Alter in den letzten Lebensjahren verursacht und somit kommt es zu keiner erheblichen Kostensteigerung im Gesundheitswesen (vgl. Hajen/ Paetow/ Schumacher 2013, S.39).

Das bimodale Konzept bezeichnet die Synthese der beiden gegensätzlichen Thesen. Hierbei kommt es zu einem moderaten Anstieg der Gesundheitsleistungen über die Kosten für Pflegeleistungen und die gerontomedizinische Dienstleistung (vgl. Birkner/ Matusiewicz, 2015, S.82).

Auch das einzelne Inanspruchnahmeverhalten (Moral Hazard) eines jeden Menschen wirkt sich auf die Kostenentwicklung im Gesundheitswesen aus.

1.2.3. Moral Hazard

Mit zunehmendem Wohlstand neigen die Menschen zu einem moralischen Fehlverhalten, dem Moral Hazard, welcher zu einer erhöhten Leistungsinanspruchnahme führt und der somit die Leistungsausgaben der Krankenversicherungen steigen lässt. Viele Versicherte gehen sorgloser mit ihrer Lebensführung um, da sie sich gut versichert fühlen. Das verleitet den Menschen dazu einen Schaden eher in Kauf zu nehmen und in der Folge des Schadens jenen auch komplett auszureizen. Gerade in der Krankenversicherung kann dies zu deutlichen Kostensteigerungen führen. Der Patient hat ein Interesse an guter Diagnostik und Therapie und der Arzt hat das Interesse an seiner Leistungsvergütung, welche durch mehr Inanspruchnahme steigt. Dieser ökonomische Wandel beschreibt den Zusammenhang zwischen dem Wohlstandswachstum unserer Gesellschaft und dem höheren Anspruchsverhalten der Versicherten (vgl. Hajen/ Paetow/ Schumacher 2013, S.68ff).

Mehr Behandlungskosten, weniger Einnahmen der Krankenkassen und dies bei einer durch Rechtsverordnung vorgegebenen Beitragssatzstabilität (§ 71 SGB V) führen zu Finanzierungsproblemen. Nach der Darstellung der demographischen Entwicklung und den daraus resultierenden Auswirkungen auf die Kosten im deutschen Gesundheitssystem erfolgt in Kapitel 2 der Aufbau des deutschen Gesundheitssystems.

2. Aufbau des deutschen Gesundheitssystems

Die deutsche Gesundheitsversorgung unterliegt dem Artikel 20 des Grundgesetzes, nach dem Deutschland ein Sozialstaat ist und die Aufgabe hat das gesundheitliche Wohl der Bürger unabhängig vom Einkommen sicherzustellen. Somit hat die gesamte Bevölkerung das gleiche Recht und den gleichen Zugang zur medizinischen Versorgung. Sämtliche Entscheidungen über die Verteilung der Ressourcen müssen immer unter den Nebenbedingungen der Erfüllung der Sozialstaatlichkeit getroffen werden (vgl. Birkner/ Matusiewicz, 2015, S.9f). Unser Gesundheitssystem ist aufgrund der erfolgreichen Individualmedizin im 20. Jahrhundert nach wie vor kurativ nach dem klinischen Krankheitsmodell ausgerichtet. Tätig werden hier vor allem Mediziner mit einem biologischen Krankheitsverständnis und einem technologischen Zugang zur Heilung der Krankheit, welches durch die rasante technische Weiterentwicklung noch unterstützt wird.

2.1. Klinisches Krankheitsmodell

Im klinischen Krankheitsmodell, welches nach dem Grundsatz der Dichotomie agiert, wird nur zwischen krank und gesund unterschieden. Die Kernfrage lautet: Wie kann eine bestimmte Erkrankung diagnostiziert und therapiert werden? Jede Krankheit hat eine spezifische Ursache, definierte Symptome, einen spezifischen Verlauf und eine spezifische Therapie. Ausgehend von der Erkrankung sucht man nur die Risikofaktoren, welche auf der physiologischen Ebene die Krankheiten auslösen. Dadurch erfährt die Kuration im deutschen Gesundheitssystem den höchsten Stellenwert. Die Rehabilitation und Pflege, sowie die Prävention und Gesundheitsförderung haben einen deutlich geringeren Stellenwert mit wenig Möglichkeiten zur intersektoralen Kooperation (vgl. Hurrelmann/ Klotz/ Haisch, 2007, S.15; s. Abbildung 7 im Anhang).

2.2. Sektorale Trennung der verschiedenen Versorgungsbereiche

Das deutsche Gesundheitssystem ist gekennzeichnet durch die sektorale Trennung der einzelnen Versorgungsbereiche, welches durch die sektorale Budgetierung noch unterstützt wird. Nach der jahrelangen Kostendämpfungspolitik zur Erhaltung der Beitragssatzstabilität ist es schwierig für die unterschiedlichen Anbietergruppen ihre Leistungsmengen auszuweiten, um das eigene Einkommen zu sichern. Dadurch kommt es zu starken Verteilungskonflikten zwischen den verschiedenen Versorgungsbereichen. Diese Bruchstellen in der Versorgungskette zwischen der kurativen Medizin, der Rehabilitation und der Pflege sind aus den Ursprüngen des deutschen Gesundheitssystems gewachsen. Durch eine mangelnde Transparenz kommt es zu einer "Zersplitterung" der Angebote und daraus resultieren Effektivitäts- und Wirtschaftlichkeitsdefizite. Die unterschiedlichen Zuständigkeiten von verschiedenen Finanzierungsträgern (Krankenversicherung, Rentenversicherung, Pflegeversicherung) erschweren darüber hinaus die Situation. Auch die strikte Trennung zwischen dem ambulanten und stationären Sektor ergeben zusätzliche Probleme. Durch die Schnittstellen der Sektoren entstehen hohe Kosten, insbesondere aus Kommunikations-, Kooperations- sowie Koordinationsproblemen. Es kommt zu Doppeluntersuchungen, zu fehlender Kontinuität bei Behandlungen und zu mangelhaft aufeinander abgestimmten Behandlungen. Defizite in der Versorgungsqualität mit Verschwendung von Ressourcen sind die Folge. Hier gilt es die Schnittstellen zu überwinden, um einen optimalen Versorgungsablauf der Patienten und einen optimalen Ressourceneinsatz zu gewährleisten (vgl. Lange/ Braun/ Greiner, 2012, S.643). Folgend werden in Kapitel 3 die daraus resultierenden Änderungen im Gesundheitswesen aufgezeigt.

3. Erforderliche Änderungen im deutschen Gesundheitswesen

Das deutsche Gesundheitswesen wird aufgrund der demographischen Alterung eine deutliche Kostensteigerung erfahren. Die Pro-Kopf-Ausgaben für die Altersgruppe ab 85 Jahre und älter sind doppelt so hoch wie die Kosten in der Altersgruppe von 65 bis 84 Jahren (vgl. Ulrich, 2006, S.316f). Das veränderte Morbiditätsspektrum mit einer Zunahme von chronischen und multimorbiden Patienten, welche durch kurative Interventionen nur wenig zu beeinflussen sind, macht eine zielgerichtete Änderung im deutschen Gesundheitswesen erforderlich. Das Ziel ist eine adäquate und generationsspezifische Gesundheitsversorgung, welche die Versorgungskoordination in den Mittelpunkt stellt. Eine interdisziplinäre Zusammenarbeit zwischen der hausärztlichen, ambulanten und stationären, fachärztlichen und pflegerischen Versorgung muss mit Präventionsangeboten und Rehabilitationsangeboten sinnvoll verzahnt werden (vgl. Sondergutachten, 2009, S.93). Eine Finanzierungsmöglichkeit wäre ein Globalbudget, welches als sektorenübergreifendes Budget mit fester Ausgabenobergrenze über alle Versorgungsbereiche im Gesundheitswesen vergeben werden könnte. Dieses dient auch der Sicherung der Beitragssatzstabilität, es gewährt aber auch eine flexiblere Mittelverwendung zwischen den verschiedenen Fachbereichen (vgl. Birkner/ Matusiewicz, 2015, S.74f). Zudem muss der Aufbau des Gesundheitssystems dem neuen Krankheitsspektrum angepasst werden (s. Abbildung 8 im Anhang). Chronische Erkrankungen wie Herz-Kreislauferkrankungen, Diabetes oder Muskel-Skelett-Erkrankungen müssen vor ihrer Entstehung behandelt werden. Hier können gezielte Präventionsmaßnahmen und eine Gesundheitsförderung dazu beitragen, die Gesundheit der Menschen zu stärken und folgend die Krankheit zu verzögern oder zu verhindern, welches zu einer deutlichen Steigerung der Lebensqualität (s. auch Kapitel 3.4) führt. Grundlegend für den Richtungswechsel von der Kuration zur Gesundheitserhaltung ist ein neuer Gesundheitsbegriff und ein neues Gesundheitsverständnis.

3.1. Definition Gesundheit

Die Definition der WHO von 1946 lautet: "Gesundheit bedeutet vollständiges körperliches, geistiges und soziales Wohlbefinden und nicht nur die Abwesenheit von Krankheit und Gebrechen" (WHO 1946). 1986 wurde die Definition mit der Ottawa-Charta um die "Gesundheitsförderung" erweitert. Gesundheit steht nun für ein positives Konzept, welches die Bedeutung sozialer und individueller Ressourcen integriert und auch die körperlichen Fähigkeiten mit einbindet (vgl. Ottawa-Charta, 1986). Gesundheit bzw. Krankheit werden nicht nur durch objektive medizinische Krankheitsgeschehen bestimmt, sondern durch das jeweils individuelle Erleben der „eigenen Gesundheit", dem subjektiven Empfinden, beeinflusst. Jeder Mensch hat eine unterschiedliche Vorstellung von Gesundheit. Ob die Abwesenheit von Krankheit, die Energiereserve oder aber die körperliche und seelische Gleichgewichtslage als Gesundheit betrachtet wird ist bei jeder Person individuell unterschiedlich. Auch ein chronisch kranker Mensch kann sich subjektiv gesund fühlen und ein erfülltes Leben führen, weil er seine Lebenssituation meistert und über ein soziales Netzwerk verfügt, welches ihm wiederum hilft seine Ressourcen zu stärken. Dieser Mensch fühlt sich rundum wohl, obwohl er laut dem klinischen Krankheitsmodell als „krank" gilt (vgl. Hartung 2011, S. 235f).

3.2. Anforderungen an die Rehabilitation und Pflege

Auch wenn die These stimmt, dass die nachfolgenden Generationen aufgrund einer besseren Prävention länger gesund bleiben und dementsprechend erst später pflegebedürftig werden, wird die Anzahl der Pflegebedürftigen deutlich steigen (s.

Sondergutachten 2009, S. 112f). Durch die demographische Alterung wird es in Zukunft mehr ältere Menschen geben, welche versorgt, betreut und gepflegt werden müssen. Bezogen auf die Pflegesituation ist festzustellen, dass Familien früher häufig als Großfamilie aufgestellt waren. Daraus ergab sich die Möglichkeit die Pflegebedürftigen durch die Familien und Angehörigen zu versorgen. Diese Lebenssituation ist in Deutschland heute kaum noch gegeben, der Anteil der Jüngeren in der Bevölkerung sinkt, es gibt immer mehr Singlehaushalte und die Mobilität ist wesentlicher Bestandteil der heutigen Lebens- und Arbeitswelt. So ergeben sich dann Lebenssituationen von Menschen, die im Behandlungsfall keine Hilfe hätten, wodurch die Inanspruchnahme der Pflegedienstleistungen steigt (vgl. Lehr, U., 2007, S.5).

Der Grundsatz "Reha vor Pflege" (vgl. §31 SGB XI, Pflegeversicherungsgesetz) ist richtungsweisend für eine möglichst lange Mobilisation der Patienten. Es gilt der entstehenden Zahl von pflegebedürftigen Menschen so lange wie möglich eine gesunde Lebensführung, gezielte Präventionsangebote und bei Bedarf eine geriatrische Rehabilitation (Altersrehabilitation) anzubieten. Durch die Spezialisierung auf eine geriatrische Rehabilitation (Reha) kann einer Vielzahl von typischen Funktions- und Bewegungseinschränkungen im Alter vorgebeugt werden. Der Ausbau von Strukturen in der geriatrischen Versorgung bekommt eine große Bedeutung; hier wird die Autonomie und die Selbstversorgung älterer und alter Menschen gestärkt, damit sie so lange wie möglich eigenständig leben können. Dies wiederum hat zur Folge, dass die Pflegeleistungen im Optimalfall erst später eingefordert werden müssten.

Prekär ist hier die Bruchstelle in der Finanzierungsstruktur: Die Finanzierung der Reha läuft über die Krankenversicherung, den Nutzen einer erfolgreichen Reha durch eine verbesserte Mobilisation des Patienten (niedrigere Pflegestufe) hätte die Pflegeversicherung. Somit fehlt für die Krankenversicherung das Interesse an dem Erfolg der Reha und an der Kostenübernahme, da kein finanzieller Nutzen für sie entsteht. Hier müssen die Bruchstellen zwischen der Pflegeversicherung und Rentenversicherung überwunden werden, um das eigentliche Ziel der Mobilitätsteigerung des Patienten zu erreichen (vgl. Birkner/ Matusiewicz, 2015, S.104ff).

3.3. Anforderungen an die kurative Medizin

Durch den Wandel im Krankheitsgeschehen des 21. Jahrhunderts (s. Kapitel 1.1) mit einer Zunahme von chronischen Krankheiten und der Multimorbidität bedarf es einer optimalen

Versorgungsstruktur. Hierbei müssen Behandlungsabläufe klar und zielsicher definiert werden um die Patienten optimal medizinisch zu versorgen. Da chronische Krankheiten jedoch durch kurative Interventionen kaum zu beeinflussen und oft nicht heilbar sind, muss hier eine systematische Integration von Prävention und Gesundheitsförderung in dem Versorgungsalltag stattfinden. Nur so ist es möglich langfristig eine Verminderung der chronischen Krankheiten und der Multimorbidität zu erreichen (vgl. Hurrelmann, Laaser, 2006, S.749). Somit verschiebt sich der Stellenwert der Kuration nach hinten.

Seit Ende der 80er Jahre gibt es im Gesundheitswesen eine Neuorientierung in Richtung Krankheitsprävention und Gesundheitsförderung: New Public Health. Diese hat das Ziel Krankheiten durch gesunde Lebenshaltung vorzubeugen.

3.4. Anforderungen an die Prävention und die Gesundheitsförderung

Die Prävention beginnt mit dem Erkennen von Risikofaktoren, sie möchte Risiken minimieren und kann in Evaluationsstudien als Senkung der Krankheitshäufigkeit auch gemessen werden. Die epidemiologische Forschung bestätigt, dass viele Krankheiten durch ein Zusammenspiel von somatischen, verhaltensbedingten und psychosozialen Risikofaktoren entstehen. Diese Risikofaktoren gilt es über Präventionsmaßnahmen zu minimieren. Die Verteilung der Krankheiten ist abhängig vom sozialen Status, Geschlecht und Alter; außerdem müssen die Präventionsansätze auch die individuellen Lebensverhältnisse und sozialen Strukturen berücksichtigen. Die Prävention steht für die Verhinderung oder die Verzögerung einer Krankheit und sie kann somit die gesundheitliche Lage einer Bevölkerung entscheidend beeinflussen (vgl. Leppin, 2007, S.34ff).

Sind keine Risikofaktoren auszumachen wird die Gesundheit über die Gesundheitsförderung stabilisiert. Dabei steht die Stärkung der eigenen Ressourcen durch Schutzfaktoren im Mittelpunkt der Betrachtung. Diese werden in soziale und wirtschaftliche Faktoren, Umweltfaktoren und behaviorale Faktoren (Rauchen, ungeschützter Geschlechtsverkehr) unterteilt. Um die Unterschiede im sozialen Status nicht noch zu verstärken, ist gerade ein einfacher "Zugang" zu gesundheitsrelevanten Leistungen ein wesentlicher Bestandteil der Gesundheitsförderung (vgl. Deutsche Gesellschaft für Public Health e.V., 2012, S. 5).

Insgesamt soll durch eine Steigerung der Lebensqualität und des Wohlbefindens die Gesundheit verbessert werden. Es kommt zu einem völlig neuen Ansatz, der neben der physischen Gesundheit auch die Psyche (Stressabbau) berücksichtigt und diese mittels vorhandener Ressourcen stärken kann (vgl. Hurrelmann, Laaser, 2006, S.750ff). Die Gesundheitsförderung und Präventionsmaßnahmen wirken frühzeitig gesundheitlichen Beeinträchtigungen entgegen und verhindern somit eine kostenintensive, kurative Behandlung.

Für den Wandel von der kurativen Medizin zur Gesundheitsförderung sind drei Paradigmenwechsel notwendig. Zunächst muss ein Umdenken erfolgen. Es geht nicht mehr um die Krankheit und ihre Heilung, sondern um die Gesundheitserhaltung durch die Stärkung der eigenen Ressourcen. Im zweiten Schritt steht nicht mehr das Individuum mit seiner Krankheitsbehandlung im Mittelpunkt, sondern der Blick richtet sich auf die Gesundheitserhaltung von Bevölkerungsgruppen. Abschließend spielt der Wechsel vom monodisziplinären zum interdisziplinären Ansatz eine ganz entscheidende Rolle: Die verschiedenen Fachbereiche müssen zusammenarbeiten und kooperieren. Ein interdisziplinäres Team und interdisziplinäre Ansätze müssen zur Anwendung kommen (vgl. Deutsche Gesellschaft für Public Health e.V. 2012, S.1ff/ s. Abbildung 9).

Die Gesundheitsförderung wird getragen von der Idee des „Empowerment of Health"; allen Menschen soll ein höheres Maß an Selbstbestimmung über ihre Gesundheit übertragen werden. Hierzu muss eine Gesundheitskompetenz geschult werden, das heißt, jeder Mensch muss lernen zu entscheiden, was sich positiv auf seine Gesundheit auswirkt. Die Zunahme der Eigenverantwortung kann zielgerichtet in verschiedenen Settings vermittelt werden. Als Settings, welche die Kernstrategie der Gesundheitsförderung beschreiben, bezeichnet man soziale Systeme, die Rahmenbedingungen unter dem Aspekt der Gesundheitsförderung schaffen. Hier wird eine Struktur, in der Menschen leben, lernen, arbeiten oder konsumieren, in den Mittelpunkt des gesundheitlichen Ansatzes gestellt. Es entsteht die Möglichkeit unterschiedliche Bevölkerungsgruppen individuell nach verschiedenen Kriterien zu fördern und Schutzfaktoren/ Ressourcen aufzubauen (vgl. Waller, 2006, S.169f).

Um dieses Ziel umsetzen zu können muss die Verantwortung auf alle Bereiche des Gesundheitssystems (Politik, Wirtschaft, Arbeit, Bildung, Umwelt, Wissenschaft) übertragen werden (Intersektoralität). Nur durch ein Zusammenspiel der Bereiche kann der Mensch in seinen verschiedenen Lebenssituationen erreicht und in seiner Gesundheit gefördert werden. Das folgende Modell von Antonovsky erklärt, wie die Gesundheit eines Menschen erhalten werden kann.

3.4.1. Salutogenesemodell nach Antonovsky

Den Wechsel von der Pathogenese (Welche Risikofaktoren machen den Menschen krank?) zur Salutogenese (Was erhält die Menschen gesund?) erklärt der Soziologe Aaron Antonovsky (1979) anhand seines Salutogenesemodell. Die Kernfrage lautet, wie die Gesundheit eines Menschen erhalten werden kann. Die Salutogenese beschreibt persönliche und soziale Ressourcen, die Menschen benötigen, um ihre Gesundheit zu fördern und um den Belastungen bzw. Stresssituationen im Leben erfolgreich zu begegnen. Wesentlich ist die Grundeinstellung und die Fähigkeit des Menschen ein "dynamisches Gefühl des Vertrauens" zu entwickeln, welches auch in schwierigen Lebenssituationen anhält (vgl. Jork, 2003, S.18ff). Hierbei wird zwischen verschiedenen Konstrukten des Vertrauens unterschieden. Zum einen geht es um die "Verstehbarkeit" der Welt und das Verständnis, mit welchem die Menschen verschiedene Situationen deuten und in ihnen handeln. Zum anderen geht es um die "Handhabbarkeit" von verfügbaren Ressourcen: Wie werden schwierige Lebensaufgaben bewältigt? Können die verschiedenen Ressourcen angewendet werden? Schließlich spielt die "Sinnhaftigkeit" des Lebens eine zentrale Rolle: Wie ist die Grundeinstellung zum Leben? Wie viel Lebensfreude ist vorhanden? Macht das Leben einen Sinn? Diese Grundkonstitution und persönlichen Lebenserfahrungen machen für Antonovsky das Kohärenzgefühl eines Menschen aus, welches mit etwa 30 Jahren ausgebildet und relativ stabil ist. Das Kohärenzgefühl oder der Kohärenzsinn (Kurz: Der Sinn die Umwelt zu verstehen und zu beeinflussen) gelten als wichtige gesundheitsbezogene Ressource. Für Antonovsky sind es nicht die Stressoren (belastende Situationen), die krank machen, sondern der Umgang mit Stress. Die Gesundheit kann erhalten werden, wenn der Mensch den Stress als positive Herausforderung annimmt und mit seinem Kohärenzsinn die Situation oder das Problem lösen kann. Das Leben und die Gesundheit werden als Heterostase gewertet: Der Mensch befindet sich im ständigen Ungleichgewicht zwischen Gesundheit und Krankheit, mit welchem der Körper und der Geist fertig werden müssen. Je nachdem, wie mit den Anforderungen im Leben umgegangen wird, ist der Mensch im Sinne des Gesundheits-Krankheits-Kontinuums mehr oder weniger krank bzw. gesund (vgl. Franke 1997, S.34ff). Als Fazit gilt: „Die innere Einstellung zum Leben" hat einen starken Einfluss auf unsere Gesundheit! Neben der inneren Einstellung zum Leben hat auch die körperliche Aktivität einen starken Einfluss auf die Gesundheit und führt zu einer Stärkung der physischen Gesundheitsressourcen (vgl. Friedrichs 2007, S.214). Körperliche Aktivität in jedem Alter und für jede Zielgruppe bietet das vielfältige Spektrum der angebotenen Dienstleistungen in Fitnesseinrichtungen.

4. Änderungen an das Management von Fitnesseinrichtungen am Beispiel von Gesundheitsangeboten für „Best Ager"

4.1. Auswirkungen von körperlicher Aktivität der Bevölkerung

Die demographische Alterung bringt vielen Menschen einen Zugewinn an gesunden Lebensjahren, allerdings gibt es durch unterschiedliche Lebensweisen deutliche Unterschiede wie viel Lebenszeit die Menschen in einem guten Gesundheitszustand verbringen. Diese Differenz liegt bei Männern bei 45 % bis über 80 % und bei Frauen bei 37 % bis 76 %, in der sie ihre Lebenszeit bei gutem Gesundheitszustand verbringen (vgl. Sondergutachten, 2009, S.113f). Somit ist das Altern individuell sehr verschieden und das chronologische Lebensalter sagt über den Gesundheitsstatus eines Menschen noch nicht viel aus.

Wird das veränderte Krankheitsspektrum betrachtet, mit dem hohen Anteil an chronischen Erkrankungen und der Multimorbidität, bei denen Herz-Kreislauferkrankungen, Adipositas, Diabetes Mellitus (Diabetes), Krebs und nicht zuletzt die hohe psychische Komponente im Vordergrund stehen, sind die identischen Risikofaktoren signifikant. Die wichtigsten Risikofaktoren wie übermäßiger Alkoholkonsum, Rauchen, falsche Ernährung, Übergewicht, Bluthochdruck und mangelnde Bewegung beeinflussen fast alle Zivilisationskrankheiten und stehen im direkten Kontext miteinander. Durch eine gesunde Ernährung und ausreichend Bewegung kann z.B. Übergewicht reduziert werden, welches wiederum zur Blutdrucksenkung führen kann.

Auch Krankheiten des Muskel-Skelettsystems, welche die meisten Arbeitsunfähigkeitstage in Deutschland verursachen (vgl. Statista 2014), können durch Aktivitätssteigerungen vermindert werden. Den altersabhängigen Rückgang der Muskelmasse (Sarkopenie) und der Osteoporose wird entgegengewirkt, welches folgend auch der Sturzprophylaxe dient (vgl. Wurm, S. et al., 2010, S.109f). Desto mehr Muskelmasse vorhanden ist, desto mehr Kalorien werden im Alltag verbrannt, welches wiederum dem Übergewicht entgegensteuert. Durch das Steigern der körperlichen Aktivität kann auch eine Verbesserung der Gedächtnisleistung um 35% erreicht werden (vgl. Sondergutachten, 2009, S.114).

Der Alltag der Bevölkerung wird allerdings immer weniger von körperlicher Bewegung begleitet und es erreichen nur 25,4 % der Männer und 15,5 % der Frauen die von der WHO empfohlene körperliche Mindestaktivitätszeit von 2,5 Stunden pro Woche, um einen gesundheitlichen Nutzen daraus ziehen zu können (vgl. RKI 2012, Studie zur Gesundheit

Erwachsener in Deutschland/ s. Abbildung 10). Die körperliche Inaktivität zählt sogar zu den 10 führenden Todesursachen (vgl. Stemper, 2010, S.11ff/ WHO 2002).

Körperliche Aktivitäten in ausreichender Intensität und Dauer über individuell angepasste Trainingspläne, wie es in Fitnesseinrichtungen möglich ist, können somit eine wichtige Maßnahme in der Prävention und Gesundheitsförderung darstellen. Auf diesen Wandel mit dem Schwerpunkt "gesundheitsorientiertes Training" hat sich auch die Fitnessindustrie eingestellt.

4.2. Veränderte Ausrichtung von Fitnesseinrichtungen

In Deutschland trainieren derzeit bereits 9,08 Mio. Mitglieder in über 8.000 Fitness- und Gesundheitseinrichtungen. Fitness für "Best Ager" befindet sich 2015 auf dem 3. Platz der Fitnesstrends, denn fast jedes 4. Mitglied in deutschen Fitness- und Gesundheitseinrichtungen ist über 50 Jahre alt (vgl. DSSV, 2015). Somit hat der demographische Wandel auch die Fitnesseinrichtungen erreicht und die Fitnessindustrie stellt sich auf diese neue Zielgruppe ein. Die „Muckibude", welche durch Arnold Schwarzenegger (Bodybuilder, 80er Jahre) ihre Anhänger fand, ändert ihr Aussehen. Sie entfernt sich von einem puristischen Fitnessstudio für reines Bodybuilding und entwickelt sich hin zu einem Fitness- und Gesundheitsstudio. Neue Generationen der Fitnessgeräte bieten chipkartengesteuertes, pulsgesteuertes und somit fehlerfreies Training, bei dem sämtliche Bewegungsamplituden und Pulsgrenzen individuell (gerade auch bei vorhandenen Krankheitsbildern) eingestellt werden können. Ein vielfältiges Kursangebot im Sinne gezielter Präventions- und Rehabilitationskurse bis hin zu Wellness-Oasen ergänzen diesen Ansatz sinnvoll. Eine gute Fitness und eine regelmäßige körperliche Aktivität führen zu einer besseren Lebensqualität (vgl. Muster / Zielinski, 2006, S3f) und dieses Ziel kann vielfältig in Fitnesseinrichtungen erreicht werden.

4.3. Anforderungen an das Management von Fitnesseinrichtungen

Durch das gesteigerte Gesundheitsbewusstsein in der deutschen Gesellschaft wendet sich die Zielausrichtung in Fitnesseinrichtungen vom Freizeit- und Leistungssport hin zur Gesundheitsvorsorge. Ein regelmäßiges Cardio- und Muskeltraining zum Erhalt der Gesundheit trifft auf immer größere Beliebtheit, da Fitness- und Krafttraining immer mehr mit gesundheitlichen Effekten assoziiert werden. Speziell vor dem Hintergrund der Herausforderungen des demographisches Wandels mit einer alternden Gesellschaft und dem geänderten Krankheitsspektrum, schließt die Fitnessbranche die neue Zielgruppe der

"Best Ager" mit gesundheitsorientieren Leistungsangeboten mit ein. Die Trainingsbetreuung muss somit neben der Leistungsorientierung auch gesundheitsorientiert aufgebaut werden, wodurch das Spektrum der angebotenen Fitnessleistungen immer breiter wird (vgl. Mohr, B., Branchenreport 2013, S.5f).

Die Geräteausstattung, die Mitarbeiterqualifikation und die Qualitätssicherung (Prozess- und Produktkontrollen) müssen darauf angepasst werden. Externe Qualitätsprüfungen durch Prae Fit oder den TÜV Rheinland für "gesundheitsorientierte Studios" können diese Qualitätssicherung noch akzentuieren (vgl. Stemper, T., 2010, S.7).

Das Training im Fitnessstudio wird immer facettenreicher, die Trainingsmethoden, Betreuungskonzepte und Kurskonzepte müssen immer individuell angepasst werden. Je vielfältiger die Krankheitsbilder werden, desto mehr muss die Kontrolle durch qualifizierte Trainer gewährleistet sein. Die Trainer müssen mit sämtlichen Krankheitsbildern der älteren Generation vertraut sein, um der neuen Generation ein individuelles, sicheres und bedürfnisorientiertes Training anbieten zu können.

Neben Fachkompetenzen aus den Bereichen der Trainingslehre, Sportmedizin und Ernährungswissenschaften benötigen die Mitarbeiter eine hohe Sozialkompetenz. Um die soziale Integration zu fördern bedarf es einer guten Kommunikationsfähigkeit. Nur über einen persönlichen Zugang wird sich die älter werdende Generation integrieren und auch das Vertrauen finden mit dem Trainer über gesundheitliche Probleme zu sprechen.

Es kann in jeder Altersphase mit einer gesunden Lebensführung begonnen werden. Vor einem Trainingsbeginn muss eine gründliche Anamnese stattfinden, bei der Erkrankungen wie Bluthochdruck ausgeschlossen werden können. Weiterhin wird in einem Eingangstest geprüft wie gut die Beweglichkeit, die Ausdauerleistung und die Muskelfunktion ist oder ob es muskuläre Dysbalancen gibt. Auch die Medikamenteneinnahme muss vor einem Training abgeklärt werden, denn diese kann die sportliche Aktivität beeinflussen. Sollten sich in dieser Hinsicht Unklarheiten ergeben ist eine ärztliche Untersuchung notwendig. Die Trainingsbelastungen müssen langsam und individuell angepasst werden und die Trainingsfortschritte müssen dokumentiert werden. Re-Checks zum Analysieren der Trainingsfortschritte machen dabei die Erfolge sichtbar. Eine optimale Betreuung während der Trainingseinheiten beinhalten auch Motivationsansprachen. So werden die "Best Ager" ihr Training genießen, das Trainingsangebot regelmäßig nutzen und die gesundheitlichen Erfolge werden für sie spürbar.

Gezielte Muskelkräftigung im Sinne des "klassischen Krafttrainings" als gerätegestütztes

Krafttraining bietet im "Alter" einen besonderen Stellenwert in der Gesundheitsförderung. Spezifische Anpassungen wie eine Muskelkräftigung zur besseren Halte- und Stützfunktion des Bewegungsapparates finden auch noch im hohen Alter statt. Die Kräftigung der Muskulatur im Rahmen des regelmäßigen körperlichen Trainings mindert das Risiko für chronische Erkrankungen und steigert die Lebensqualität und Funktionalität (vgl. Stemper, 2010, S.23).

Bei gezieltem Ausdauertraining zur Stärkung des Herz-Kreislaufsystems ist es notwendig den Puls des Trainierenden zu kontrollieren. So kann jederzeit das Trainingsprogramm an die Leistungsfähigkeit des Trainierenden angepasst werden, ohne ein gesundheitliches Risiko einzugehen.

Spezielle Kursangebote zur Sturzprophylaxe mit Koordinations- und Gleichgewichtsübungen, altersgerechtem Krafttraining, Rücken fit oder Aerobic für Senioren, bei dem auch altersspezifische Erkrankungen wie Arthrose, Diabetes, Osteoporose und mehr berücksichtigt werden, finden hiermit eine Zielgruppe.

Fit für den Alltag sein ist das Ziel der Best Ager. Kraft, Balance und Mobilität spielen dabei eine entscheidende Rolle. Mit einer einfachen, individuellen und sehr persönlichen Ansprache kann die neue Generation erfolgreich in das Training eingewiesen werden und somit präventiv für ihre Gesundheit sorgen.

Fazit

Aufgrund der demographischen Alterung ist es offensichtlich, dass immer mehr betagte und hochbetagte Menschen den jüngeren Menschen gegenüber stehen. Die Auswirkungen auf die deutsche Gesellschaft, die sozialen Sicherungssysteme und besonders auf das Gesundheitssystem sind schon heute deutlich sichtbar. Die Zunahme an multiplen und chronischen Erkrankungen führt zu Änderungen im Gesundheitswesen, da kurative Interventionen diese Krankheiten kaum noch beeinflussen. Hier gilt es die Versorgungsstrukturen und Behandlungsabläufe klar und zielsicherer zu definieren, um den einzelnen Menschen mit Gesundheitsproblemen und Einschränkungen optimal zu unterstützen und medizinisch zu versorgen. Eine interdisziplinäre Zusammenarbeit innerhalb der verschiedenen Versorgungsbereiche mit einer optimalen Nutzung der Ressourcen ist notwendig.

Ganz besonders sollte die Gesundheitsvorsorge im Mittelpunkt der Betrachtung stehen, da die Multimorbidität und chronische Erkrankungen schon vor ihrer Entstehung behandelt werden müssen. Die Gesundheitsförderung und Präventionsmaßnahmen wirken frühzeitig gesundheitlichen Beeinträchtigungen entgegen und verhindern somit eine kostenintensive Behandlung. Die Verantwortung, bei welchem Gesundheitszustand die deutsche Bevölkerung altert, muss zum Teil auch den Menschen selbst übertragen werden, denn gerade die innere Einstellung zum Leben nach Antonovsky hat einen starken Einfluss auf unsere Gesundheit. Alle Gesundheitsaspekte profitieren von körperlicher Aktivität, welche individuell angepasst den Gesundheitszustand verbessern. Es kann jederzeit und in jedem Alter mit einer gesunden Lebensführung begonnen werden, gerade im Alter ist die Gesundheit von großer individueller und gesellschaftlicher Bedeutung. Hier gilt es den individuellen Lebensstil anzupassen, die persönlichen Ressourcen zu stärken und im sozialen Bereich die Integration zu fördern. Die körperliche Fitness, die Beweglichkeit, die Mobilität und das soziale Miteinander sind eine Voraussetzung, um bis ins hohe Alter aktiv, selbstbestimmt und gesund leben zu können.

Bezogen auf die Kosten des Gesundheitssystems bleibt es zu erwähnen, dass die Fitnessbranche eines der größten Kostendämpfungsprogramme im deutschen Gesundheitswesen ausmachen wird. Die finanzielle Entlastung der öffentlichen Gesundheitssysteme liegt bei 1,02 - 2,04 Mrd. Euro pro Jahr (vgl. Deutsche Hochschule für Prävention und Gesundheitsmanagement GmbH, 2014).

Die Gesundheit ist das höchste Gut für jeden Menschen und sie muss das zentrale Ziel des Gesundheitssystems sein. Jeder Mensch muss sich überlegen, welches persönliche Ziel er mit Gesundheit verbindet und welcher Weg ihn dorthin führt. Als Abschluss der Arbeit erfolgt eine weitere Strophe aus dem Lied "Mit 66 Jahren" von Udo Jürgens:

"Und voller Stolz verkündet mein Enkel Waldemar:
"Der ausgeflippte Alte, das ist mein O-papa!"
Mit 66 Jahren, da fängt das Leben an!
Mit 66 Jahren, da hat man Spaß daran..."(Jürgens 1977).

Abbildungsverzeichnis

Abbildung 1: Zusammengefasste Geburtenziffer

Abbildung 2: Durchschnittliche Lebenserwartung

Abbildung 3: Altersgruppenverteilung

Abbildung 4: Zuwanderungsszenarien

Abbildung 5: Altersstruktur in Deutschland

Abbildung 6: Todesursachen nach Krankheitsarten 2013

Abbildung 7: Vereinfachte Darstellung des Ist-Zustandes der Gewichteder einzelnen Versorgungselemente des Gesundheitssystems

Abbildung 8: Vereinfachte Darstellung des Soll-Zustandes der einzelnen Versorgungselemente des Gesundheitssystems

Abbildung 9: Die drei Paradigmenwechsel zur Gesundheitsförderung

Abbildung 10: Forschungsaktivitäten des Robert Koch-Instituts zum gesunden Älterwerden

Abbildung 1: Zusammengefasste Geburtenziffer

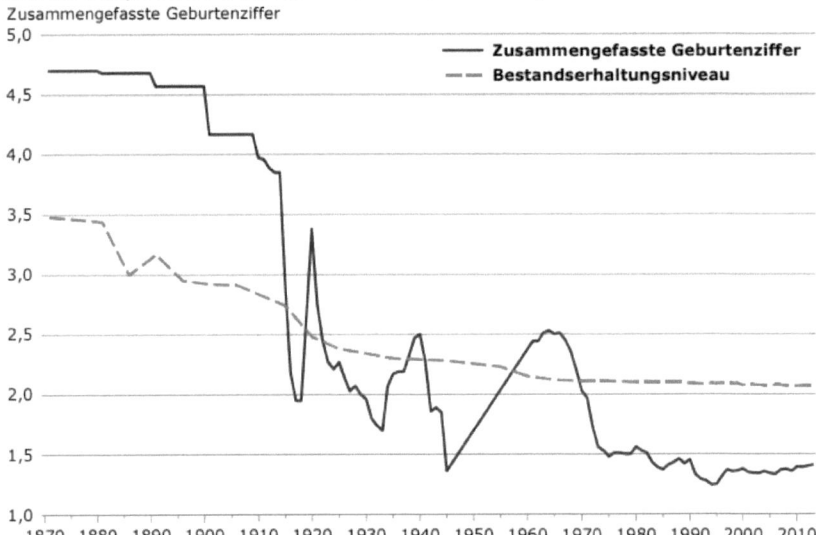

URL: www.bib-demografie.de/SharedDocs/Publikationen/DE/Download/Abbildungen/
06/a_06_07_zusgef_geburtenziffer_d_ab1871.pdf?__blob=publicationFile&v=7

eingesehen: 11.09.2015

Abbildung 2:   Durchschnittliche Lebenserwartung

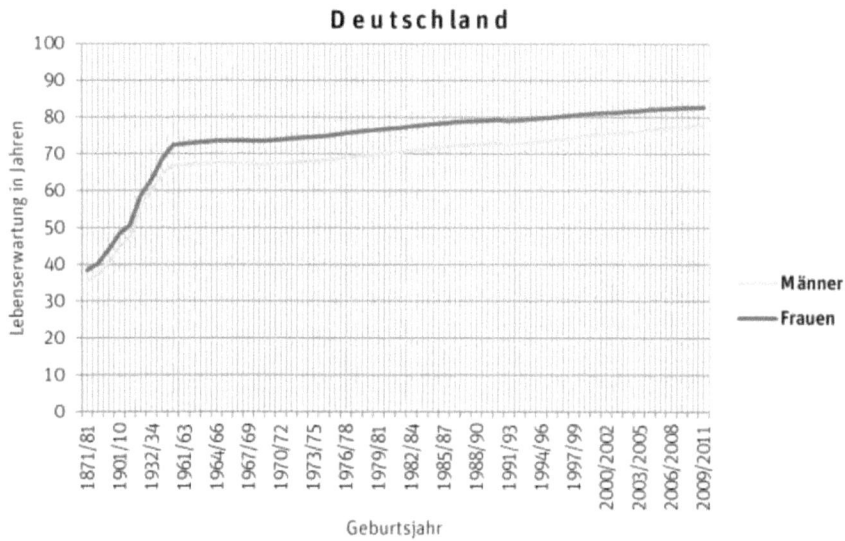

Quelle: Statistisches Bundesamt, Statistisches Jahrbuch 2009

URL: www.berlin-institut.org/online-handbuchdemografie/bevoelkerungsdynamik/auswirkungen/alterung.html

eingesehen: 11.09.2015

Abbildung 3: Altersgruppenverteilung

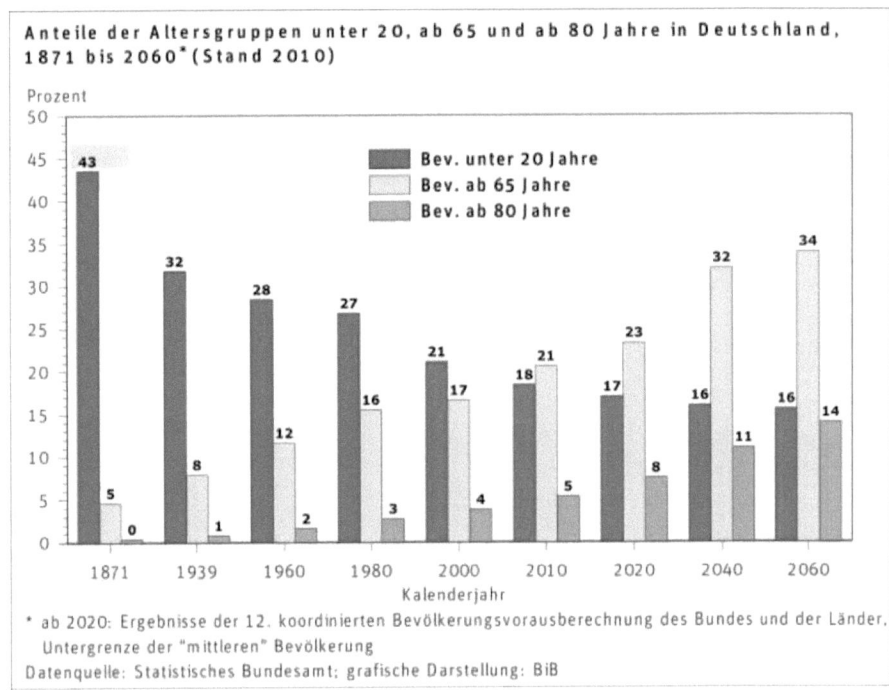

Quelle: Alterung der Bevölkerung, Ursula Lehr, Berlin-Institut für Bevölkerung und Entwicklung

URL: www.berlin-institut.org/online-handbuchdemografie/bevoelkerungsdynamik/auswirkungen/alterung.html

eingesehen am 11.09.2015

Abbildung 4: Zuwanderungsszenarien

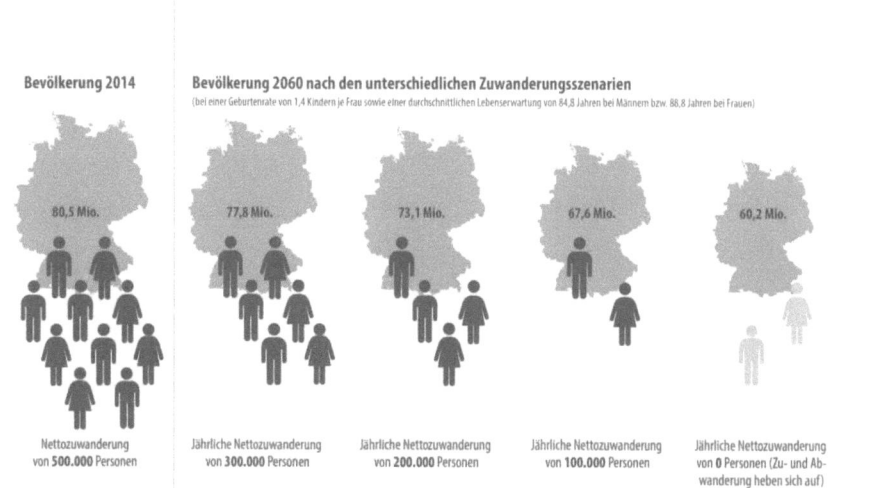

Quelle: Bundesinstitut für Bevölkerungsforschung

URL: www.migration-info.de/sites/migration-info.de/files/grafik_13._koord._bevoelkerungsvorausberechnung.jpg

eingesehen 11.09.2015

Abbildung 5:   Altersstruktur in Deutschland

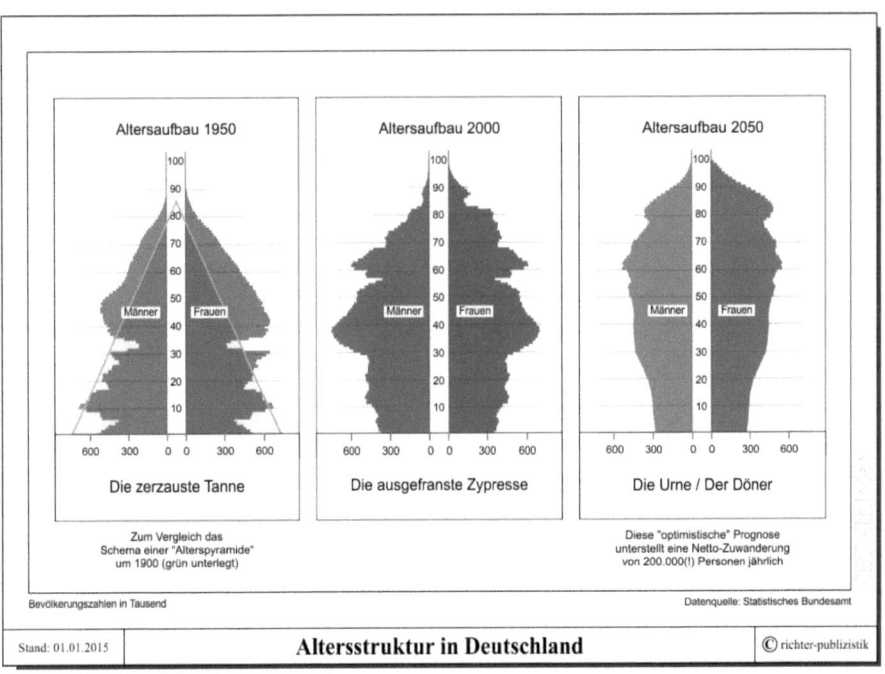

Quelle: Statistisches Bundesamt

URL: www.politikweb.info/wp-content/uploads/2015/07/einw_altersaufbau2.gif

eingesehen am 12.09.2015

Abbildung 6: Todesursachen nach Krankheitsarten 2013

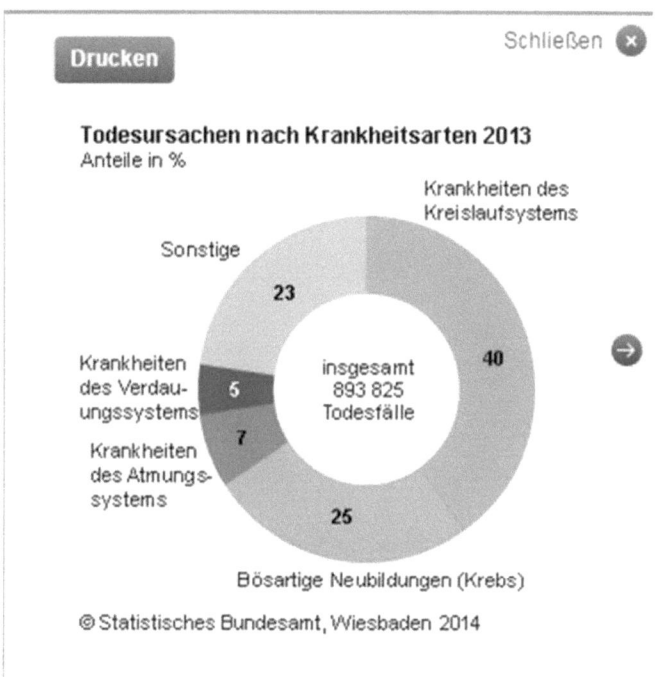

Quelle: Gesundheit-Todesarten-Grafiken

URL:www.destatis.de/DE/ZahlenFakten/GesellschaftStaat/Gesundheit/Todesursachen/Todesursachen.html

eingesehen am 24.09.2015

Abbildung 7: Vereinfachte Darstellung des Ist-Zustandes der Gewichte der einzelnen Versorgungselemente des Gesundheitssystems

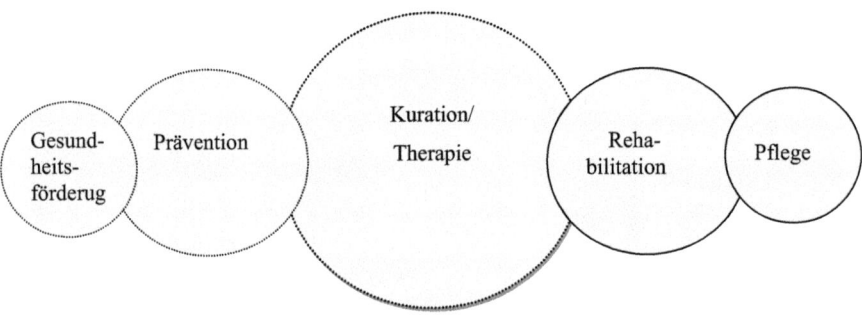

Quelle: Hurrelmann/ Klotz/ Haisch, (2007) Lehrbuch: Prävention und Gesundheitsförderung. 2.Auflage. Bern. Hans Huber Verlag. S. 15 (eigene Darstellung)

Abbildung 8: Vereinfachte Darstellung des Soll-Zustandes der einzelnen Versorgungselemente des Gesundheitssystems

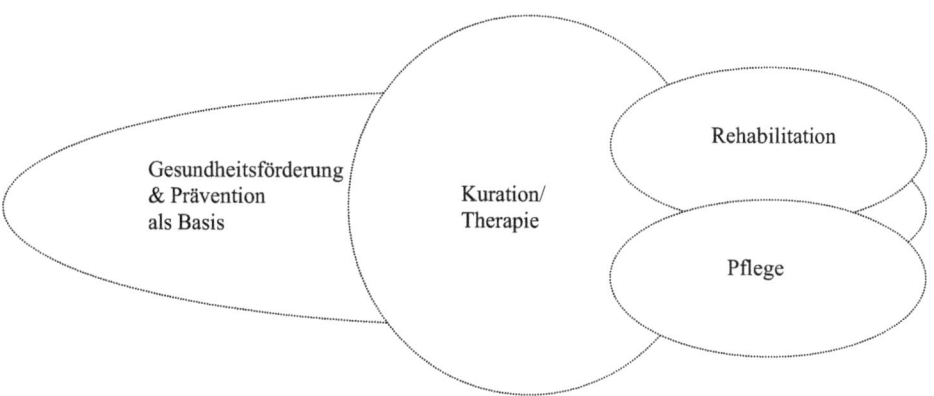

Quelle: Hurrelmann/ Klotz/ Haisch (2007).
Lehrbuch: Prävention und Gesundheitsförderung. 2.Auflage..Bern. Hans Huber Verlag. S.17 (eigene Darstellung)

Abbildung 9: Die drei Paradigmenwechsel zur Gesundheitsförderung

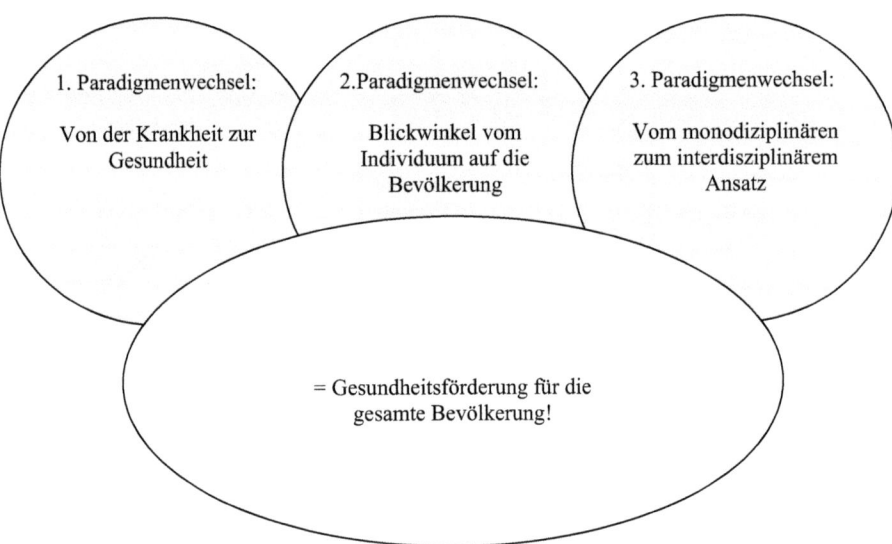

Eigene Darstellung: Von der kurativen Medizin zur Gesundheitsförderung

Abbildung 10: Forschungsaktivitäten des Robert Koch-Instituts zum gesunden Älterwerden

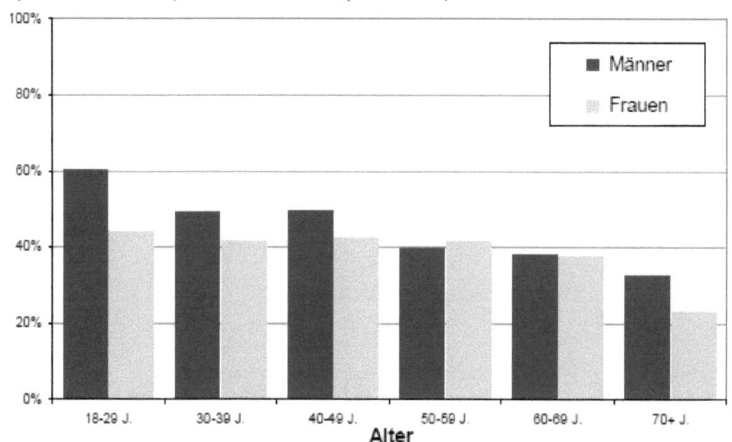

URL:
www.rki.de/DE/Content/Gesundheitsmonitoring/Themen/Gesundheit_im_Alter/Gesundheit_Alter_23032012.pdf?__blob=publicationFile
eingesehen am 25.10.2015

Fachbegriffe

Altenquotient: Verhältnis der Anzahl älterer Menschen zur Anzahl jüngerer Menschen in einer Gesellschaft

Best Ager: Generation 50Plus

Bodybuilding: Körpermodifikation über Krafttraining

Cardiotraining: ausdauernde Bewegungseinheiten ab 12 Minuten

DSSV: Deutscher Sportstudio Verband e.V.

Kuration: Wiederherstellung der vollständigen Gesundheit

Medianalter: Zentralwert der Altersstruktur, teilt die Bevölkerung nach dem Alter in zwei gleich große Gruppen, 50 % sind jünger, 50 % sind älter

Migration: Einwanderung

Multimorbidität: Mehrfacherkrankungen

Osteoporose: Abnahme Knochendichte

Sarkopenie: Verlust an Muskelmasse, ab 30 Lebensjahr 1-2%

SBG V: Sozialgesetzbuch V

Somatisch: körperlich, bezieht sich auf den Körper

WHO: Weltgesundheitsorganisation (World Health Organization)

Literaturverzeichnis

Birkner B., Matusiewicz D. (2015):
Steuerung des Leistungsgeschehens im Gesundheitswesen. In: 2. Studientext des Weiterbildenden Fernstudiengangs Angewandte Gesundheitswissenschaften. Universität Bielefeld.

Bundesministerium für Gesundheit (2012):
Nationales Gesundheitsziel „Gesund älter werden"
URL:
www.bmg.bund.de/presse/pressemitteilungen/2012-01/gesundheitsziel-gesund-aelter-werden.html, eingesehen am 28.09.2015

Datenreport 2013.
Statistisches Bundesamt. Ein Sozialbericht für die Bundesrepublik Deutschland. Bonn in der Reihe der Zeitbilder. Bundeszentrale für politische Bildung.

Destatis, Statistisches Bundesamt, 2013

Todesursachen nach Krankheiten 2013

URL:
www.destatis.de/DE/ZahlenFakten/GesellschaftStaat/Gesundheit/Todesursachen/Todesursachen.html;jsessionid=2F955CF708E93117C81CADC9D142A42E.cae4#Tabellen,

eingesehen am 20.09.2015

Deutsche Gesellschaft für Public Health e.V. (2012):

Situation und Perspektiven von Public Health in Deutschland - Forschung und Lehre.
URL:

www.deutsche-gesellschaft-public-health.de/fileadmin/user_upload/_temp_/DGPH_-_Public_Health_in_Deutschland.pdf, eingesehen am 10.09.2015.

Deutsche Hochschule für Prävention und Gesundheitsmanagement GmbH (2014): Gesundheit aktiv gestalten, Volkswirtschaftlicher Nutzen
URL: www.gesundheitaktivgestalten.de/fachgebiete/volkswirtschaftlicher-nutzen/, eingesehen am 23.10.2015

DSSV - Arbeitgebervertrag deutscher Fitness- und Gesundheits- Anlagen S (Hrsg.) (2015): Eckdaten 2015/ Fitnesstrends 2015 der deutschen Fitnesswirtschaft. Hamburg: DSSV.
URL: www.dssv.de/home/statistik/fitness-trends-2015/, eingesehen am 19.09.2015
URL: www.dssv.de/home/statistik/eckdaten-2015/, eingesehen am 19.09.2015

Franke, A. (1997): ,
Salutogenese: Zur Entmystifizierung der Gesundheit, Tübingen, dgvt-Verlag

Friedrich, W. (2007/ Nachdruck 2011):
Optimales Sportwissen, 2. Auflage, Balingen, Spitta Verlag)

Hajen, L./ Paetow, H./ Schumacher, H. (2011):
Gesundheitsökonomie Strukturen- Methoden - Praxisbeispiele, 6. Auflage, Stuttgart. Kohlhammer

Hajen, L./ Paetow, H./ Schumacher, H. (2013):
Gesundheitsökonomie. Strukturen – Methoden – Praxisbeispiele. 7. Auflage. Stuttgart: Verlag W. Kohlhammer

Hartung, S. (2011):
Was hält uns gesund? Von der Salutogenese zum Sozialkapital. In: Schott,T./ C. Hornberg, . (Hrsg.): Die Gesellschaft und ihre Gesundheit - 20 Jahre Public Health in Deutschland: Bilanz und Ausblick einer Wissenschaft. Verlag für Sozialwissenschaften, Springer Wiesbaden, S. 235-255

Haubrock/ Schär (2009):
Steuerung des Leistungsgeschehens im Gesundheitswesen. 2.Studientext des Weiterbildendes Fernstudiums Angewandte Gesundheitswissenschaften. Universität Bielefeld 2015.

Hurrelmann, K./ Laaser, U (2006):
Gesundheitsförderung und Krankheitsprävention. In: Hurrelmann, K./ Laaser, U./ Razum, O. (Hrsg.): Handbuch Gesundheitswissenschaften. 4. Auflage. Weinheim und München. Juventa Verlag.

Hurrelmann, K./ Klotz T./ Haisch J. (2007):
Lehrbuch Prävention und Gesundeheitsförderung, 2. Auflage, Huber Verlag, Bern

Hurrelmann, K./ Laaser, U./ Razum O. (2012):
Entwicklung und Perspektiven der Gesundheitswissenschaften in Deutschland. In: Hurrelmann, K./ Razum, O. (Hrsg.): Handbuch Gesundheitswissenschaften. 5. Auflage. Weinheim und München. Juventa Verlag, S. 15-51

Jork, K. (2003):
Leben im Kontinuum zwischen Salutogenese und Pathogenese. In: Jork. K./ Pesschkian, N. (Hrsg.): Salutogenese und Positive Pathogenese. Bern, Göttingen, Toronto, Seattle: Hans Huber Verlag, S.26-32

Jürgens, U.:
Werk. Lieder. Mit 66 Jahren, Liedtext (1977)
URL: www.udojuergens.de/lied/mit-66-jahren, eingesehen am 06.09.2015

Lange, A./ Braun, S./ Greiner, W. (2012):
Ökonomische Aspekte der integriertenVersorgung. Bundesgesundheitsblatt - Gesundheitsforschung - Gesundheitsschutz (55), S. 643-651.

Lehr, U. (2007, Akt. 2013):

Berlin Institut für Bevölkerung und Entwicklung http, Statistisches Bundesamt: Online Handbuch der Demographie, Alterung der Bevölkerung (2007, Akt. 2013)

URL:

www.berlin-institut.org/online-handbuchdemografie/bevoelkerungsdynamik/auswirkungen/alterung.html, eingesehen am 08.09.2015

Leppin, A. (2007):

Konzepte und Stategien der Krankheitsprävention. In: Hurrelmann K., Klotz, T., Haisch, J. (Hrsg): Lehrbuch Prävention und Gesundheitsförderung. 2. Auflage. Verlag Hans Huber. Bern.

Mohr, B. (2013):

Externes Rating /Volkswirtschaftliche Analysen. Branchenreport-Fitnessbranche, Creditreform. Kraft Druck GmbH, Ettlingen

URL:

www.difg-verband.de/sites/default/files/Branchenreport_2013.pdf, eingesehen am 24.10.2015

Muster, M./ Zielinski, R. (2006):

Bewegung und Gesundheit. Darmstadt. Steinkopff Verlag

Robert Koch Institut - RKI

Gesundheitsberichterstattung: Studie zur Gesundheit Erwachsener in Deutschland/ Pressemitteilung:

URL:

http://www.rki.de/DE/Content/Service/Presse/Pressemitteilungen/2012/08_2012.html

Sondergutachten (2009):
Koordination und Integration – Gesundheitsversorgung in einer Gesellschaft des längeren Lebens. In: Sachverständigenrat zur Begutachtung der Entwicklung im Gesundheitswesen. Kurzfassung. Baden-Baden: Nomos-Verlag.

Spiegel online (03.06.2015):
Verbandsprognose: Kassenpatienten müssen mit deutlich höheren Beiträgen rechnen.
URL:
www.spiegel.de/wirtschaft/soziales/krankenkassen-erwarten-ab-2016-deutich-steigende-beitraege-a-1036968.html, eingesehen am 10.09.2015

Statista 2014:
Anzahl der Arbeitsunfähigkeitstage in Deutschland nach Diagnose* in den Jahren 2012 bis 2014
URL:
www.de.statista.com/statistik/daten/studie/195977/umfrage/anzahl-der-arbeitsunfaehigkeitstage-nach-diagnose/, eingesehen am 23.10.2015

Stemper, T. (2010):
DIFG, Expertise 2010, Der gesundheitliche und ökonomische Nutzen des Krafttrainings im Fitness-Studio, Düsseldorf - Deutscher Industrieverband für Fitness und Gesundheit

Ulrich, R. E. (2006):
Demographische Methoden in den Gesundheitswissenschaften. In: Hurrelmann K./ Laaser U./ Razum O. (Hrsg.): Handbuch Gesundheitswissenschaften 4. Auflage. Juventa Verlag Weinheim und München, S. 301-318

Waller, H. (2006):
Gesundheitswissenschaften, Eine Einführung in Grundlagen und Praxis. 4. Auflage. Verlag W. Kohlhammer

Wurm, S., et al. (2010):

Gesundheit. In Motel-Klingebiel A., Wurm S., Tesch-Römer, C. (Hrsg.): Altern im Wandel 1. Auflage. Kohlhammer Verlag. Stuttgart.

Sonstiges:

Animierte Bevölkerungspyramide 2015, Statistische Bundesamt.

URL: www.destatis.de/bevoelkerungspyramide/#!y=2015&o=2014v1

BEI GRIN MACHT SICH IHR WISSEN BEZAHLT

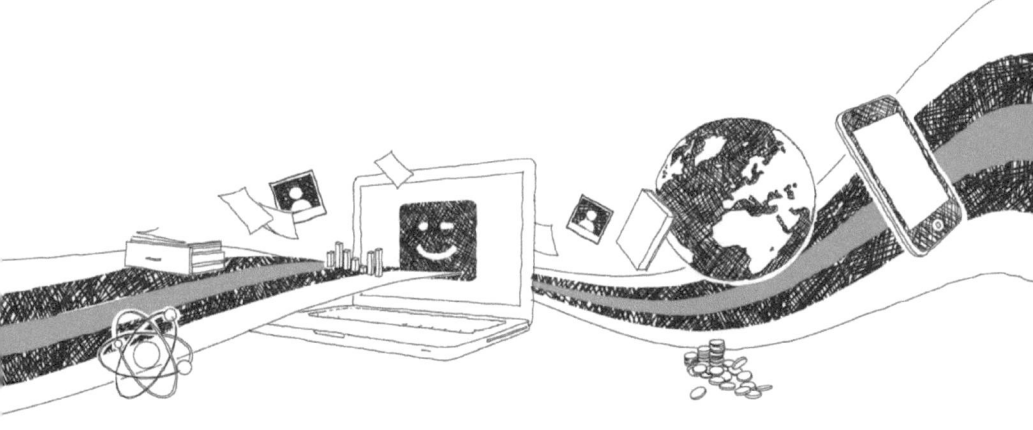

- Wir veröffentlichen Ihre Hausarbeit, Bachelor- und Masterarbeit

- Ihr eigenes eBook und Buch - weltweit in allen wichtigen Shops

- Verdienen Sie an jedem Verkauf

Jetzt bei www.GRIN.com hochladen und kostenlos publizieren

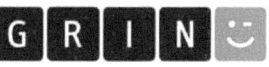